AF403371

HYGIÈNE

DE

LA BOUCHE

A L'USAGE DES GENS DU MONDE

PAR

J. VAN HOECK

Chirurgien-Dentiste

Diplômé de l'Ecole Dentaire de France,
Lauréat
de la Société scientifique européenne,
Membre de l'Académie nationale,
de la Revue universelle des sciences de Voltri.
Honoré de deux Médailles d'Or
et de deux Médailles d'Argent.

2e édition, revue et augmentée

20, rue de l'Abbé-Grégoire, 20

PARIS

ET TOUS LES JEUDIS :

place Drapès, à SENS (Yonne).

HYGIÈNE DE LA BOUCHE

A L'USAGE DES GENS DU MONDE

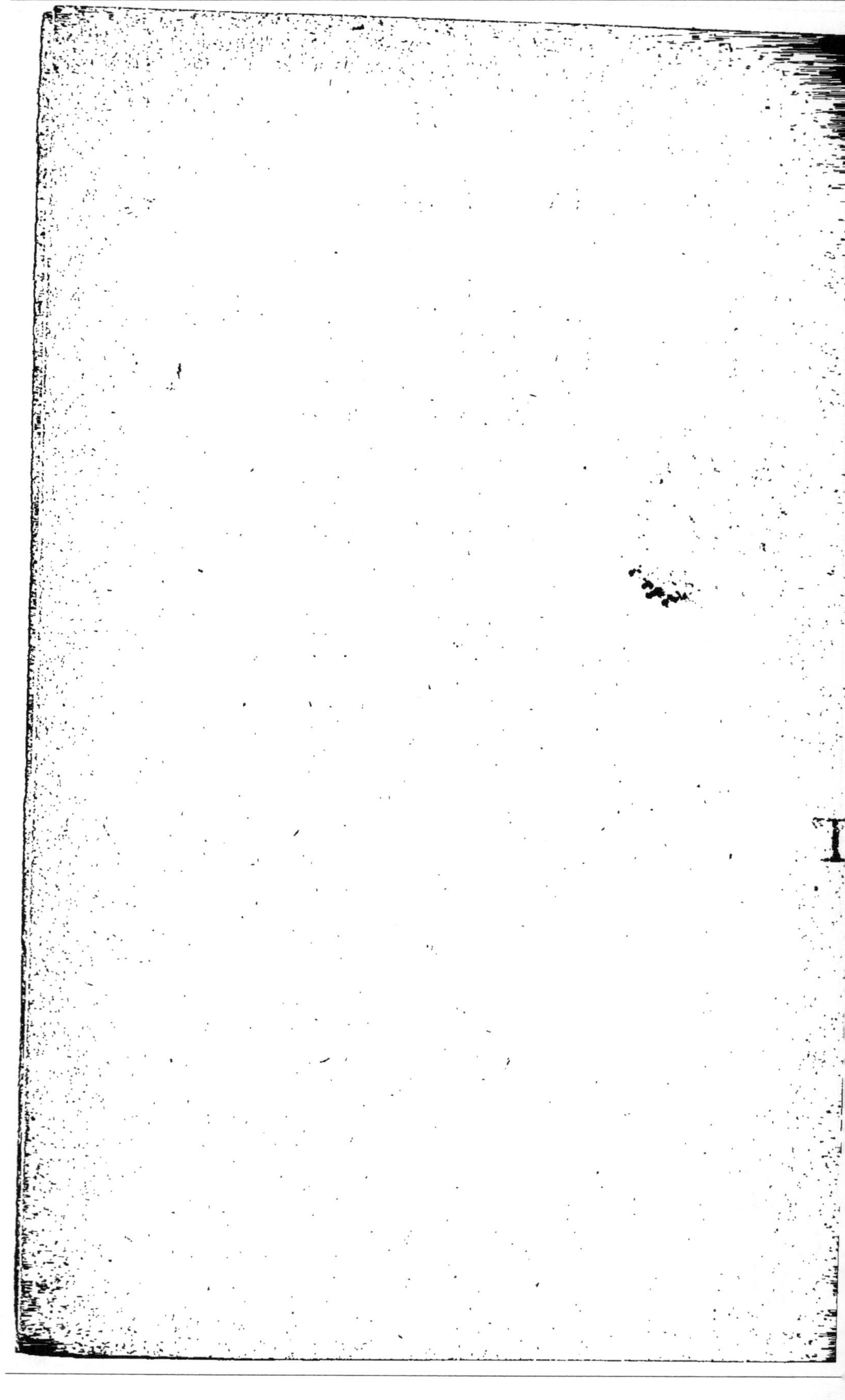

HYGIÈNE

DE

LA BOUCHE

A L'USAGE DES GENS DU MONDE

PAR

J. VAN HOECK

Chirurgien-Dentiste

Diplômé de l'École Dentaire de France,
Lauréat
de la Société scientifique européenne,
Membre de l'Académie nationale,
de la Revue universelle des sciences de Voltri,
Honoré de deux Médailles d'Or
et de deux Médailles d'Argent.

2e édition, revue et augmentée.

20, Rue de l'Abbé-Grégoire, 20

PARIS

ET TOUS LES JEUDIS :

30, place Drapès, SENS (Yonne)

INTRODUCTION

—

Le plus bel ornement du visage, après les yeux, c'est sans contredit la bouche, qui, malgré sa parfaite conformation, serait elle-même dépourvue de grâce sans le secours des dents. Pourquoi leur blancheur, leur régularité frappent-elles nos regards? C'est non seulement parce qu'elles ajoutent de nouveaux agréments à la beauté des traits du visage, mais encore parce qu'elles sont l'indice certain de la santé, de la fraîcheur de l'haleine, et que les mouvements des voiles labiaux qui s'écartent dans le sourire s'harmonisent merveilleusement avec la vivacité du regard, avec l'incarnat des lèvres, la blancheur éclatante et la régularité d'une dentition parfaite.

Le prestige de cette parure naturelle, qui sied également aux deux sexes, est même tel, que la bouche qui renferme de si belles dents ne serait pas bien si elle était trop petite, et qu'on lui donne la prééminence sur tous les autres attraits de la figure.

On éprouve un tel attrait pour une bouche saine ornée de perles éblouissantes, qu'on fait souvent abstraction de la disposition plus ou moins régulière des linéaments du visage; cela est si vrai qu'on est péniblement impressionné en voyant une personne, douée d'ailleurs d'une grande beauté, montrer en parlant ou en souriant des dents laides, noircies par la carie, couvertes d'un tartre épais et d'un enduit limoneux.

L'aspect seul de semblables dents

éveille toujours dans l'esprit l'idée d'une haleine forte et fétide, d'une conversation désagréable, et produit toujours une répugnance invincible.

Entre ces deux extrêmes, la grande beauté des dents ou leur excessive laideur et leur malpropreté, il est une foule d'intermédiaires que l'observation nous montre fréquemment. L'art du dentiste doit donc être dirigé vers la conservation des avantages naturels de la denture et déployer toutes ses ressources pour remédier aux disgrâces de la nature et aux outrages du temps.

Les soins hygiéniques de la bouche, immédiatement après les repas et au moment du lever et du coucher des personnes de tout âge, devraient actuellement faire partie de l'éducation première, et ensuite de notre régime de vivre habituel.

HYGIÈNE DE LA BOUCHE

A L'USAGE DES GENS DU MONDE

I

CONSIDÉRATIONS GÉNÉRALES

La douceur et l'agrément de la vie
dépendent essentiellement de la santé;
or, pour bien se porter, il faut bien manger. Dans la mastication des aliments,
les dents jouent un si grand rôle qu'il
est de la plus haute importance de les
conserver ou de les remplacer au besoin.

L'articulation et la prononciation sont

1.

rendues imparfaites par le manque de dents. C'est pour remédier à ce grave inconvénient que la prothèse a multiplié ses efforts.

La forme du visage dépend considérablement de l'agencement des os maxillaires. Si les dents sont bonnes et régulières, elles maintiennent la face dans son expansion normale et conservent à la physionomie toute son expression ; si, au contraire, elles sont mal rangées, la beauté en souffre; si elles sont gâtées, elles ne tardent pas à se décomposer, et par suite de leur disparition, les gencives se retirent, la figure diminue considérablement de volume, la prononciation devient de plus en plus difficile, et la physionomie elle-même contracte rapidement l'apparence d'une vieillesse prématurée.

Le manque de soins des dents engendre une foule de maux qui nuisent à la santé et abrégent la durée de l'existence.

Après avoir fait remarquer que l'articulation, la prononciation, l'expression et la forme même du visage, que la santé, enfin, dépend des précautions nécessaires à la conservation d'une bonne denture; je dois indiquer en quoi consistent les principales règles hygiéniques de l'entretien de la bouche. Parlons d'abord des maladies occasionnées par la négligence, l'ignorance et les abus, nous indiquerons ensuite les remèdes.

II

MALADIES DES DENTS

Quelles souffrances atroces, quelles douleurs tenaces et incessantes, quelles épreuves et quelles tortures !... on a nommé tout cela rage de dents ; c'est bien une rage, en effet, toute la tête se surexcite et s'enflamme, les idées s'alourdissent, la pensée devient impossible ; plus de sommeil, plus une minute de repos ; au feu d'une pareille maladie, il semble que l'intelligence se consume ; parfois apparaît une fièvre nerveuse et terrible, parfois surviennent des engorgements de toutes les glandes du cou, ou bien la raison s'en va, la pensée meurt et alors commence l'aliénation, c'est-à-dire la folie.

Un mal qui peut aboutir à un si triste dénouement n'est-il pas un mal dont il faut s'occuper, qu'il faut résolument étudier, qu'il faut tâcher de prévenir, et un but semblable n'est-il pas digne de tout ce que l'étude a de ferveur et de tout ce que la science a de lumière?...

Je placerai en première ligne l'*odontalgie*, douleur affreuse, qui ébranle toutes les parties du corps, détruit l'appétit, chasse le sommeil et rend la vie insupportable.

Je recommande de se confier, dès le début de la souffrance, à un praticien habile, qui trouvera facilement la cause du mal et indiquera en même temps les moyens d'y remédier. La cause la plus commune de l'odontalgie est le dépérissement d'une ou de plusieurs dents ; dans ce cas, l'homme de l'art prescrit l'*extraction* ou les soins nécessaires pour la guérison, avant de procéder au *mastiquage* ; voici les soins qui précèdent toujours le plombage ou l'aurification ; si l'on est à la campagne ou dans l'impossibilité d'avoir recours immédiatement au dentiste, on se procurera du soulagement par l'application d'un peu de charpie ou de coton imprégné d'une ou deux gouttes de laudanum ou d'alcool camphré, sur la dent malade, ou un tampon de ouate imprégné de la mixture suivante : (1).

Chloroforme . . . 5 grammes
Laudanum . . . . 2 —
Teinture de Benjoin . 10 —

Si la douleur continue, la bouche peut

-----

(1) Formule Magitot.

être tenue ouverte sur un vase rempli d'eau chaude, contenant une pincée de camomille et de fleurs de sureau ; un linge imbibé de cette eau, appliqué sur la joue, donne aussi de bons résultats.

Si la souffrance était accompagnée d'élancements, ce serait signe que l'inflammation est prête à se transformer en suppuration s'échappant par les gencives, on prendrait alors un bain de pieds très chaud pendant dix minutes, dans lequel on mettrait une forte poignée de sel gris ; l'on obtiendrait un soulagement certain.

Quand la douleur diminue, la dent peut être remplie avec de la cire vierge ou avec de la gutta-percha amollie dans l'eau chaude ; ou bien encore avec un peu de coton imbibé de teinture de Benjoin un peu épaisse ; cette précaution, tout en protégeant le nerf dentaire du contact de l'air, prévient l'irritation et empêche le stationnement de la nourriture dans la cavité de la dent malade — surtout la teinture de Benjoin, qui adhère davantage aux parois de la dent.

L'*Odontite*, ou la carie dentaire, a plusieurs causes, qu'il serait trop long de décrire ici ; les précautions hygièniques que j'indiquerai bientôt peuvent prévenir cette affection qui, la plupart du temps, ne naît que de la négligence et du manque de propreté.

Lorsque le dépérissement d'une dent commence, on le reconnaît par un petit point noir ; il faut, quelque petit qu'il soit, aurifier, plomber ou mastiquer cette dent sans délai ; ce serait une faute irréparable que de remettre cela à plus tard.

L'obturation la préserve de la carie et elle conserve ainsi son état primitif. Par cette opération, le progrès de la maladie se trouve arrêté, l'air ne pénètre plus dans la cavité et les aliments n'y forment plus de résidus susceptibles de se décomposer. Le remède que je signale ici, bien appliqué et renouvelé en temps opportun, conserve la dent en bon état et évite de cruelles souffrances.

Le progrès de la maladie, peu rapide quelquefois pendant plusieurs années, se développe tout à coup et est généralement suivi de douleurs vives, qu'il est souvent difficile d'arrêter. Parmi bien des systèmes sur le moyen d'arrêter le dépérissement des dents attaquées et les préserver d'une chute certaine, l'obturation occupe la première place ; elle a été de tous les temps regardée comme un puissant auxiliaire dans l'art du dentiste.

III

DENTS VACILLANTES

Cette infirmité des dents se manifeste à l'âge mûr chez les personnes qui ont négligé d'employer les soins indispensables à la salubrité de la bouche, et notamment chez celles qui ont habité les régions intertropicales.

Pour y remédier, j'ai établi une nouvelle méthode de traitement, par laquelle les gencives sont raffermies et maintiennent fortement les dents dans leurs alvéoles ; je ne saurais trop exhorter mes clients à venir me voir dès qu'ils s'aperçoivent qu'une ou plusieurs de leurs dents oscillent sous la pression des doigts ou de la brosse. Si on laisse le mal s'aggraver, il n'y aura plus de remède (1).

Cependant, pour enrayer soi-même l'ébranlement des dents, je conseille le gargarisme suivant :

Racine de Rathania.   25 grammes
Eau 2000   —

(Faire bouillir jusqu'à réduction de moitie, passer à travers un linge fin et se gargariser le plus souvent possible.)

On peut aussi soi-même se faire des badigeonnages de teinture d'iode sur les gencives pour amener un arrêt du déchaussement des dents.

---

(1) ... *Sero medicina paratur*
  Cum mala per longas invaluere moras.

IV

LA POUSSE DES PREMIÈRES DENTS ET LES ACCIDENTS QU'ELLE PEUT DÉTERMINER

Est-il rien de plus gracieux, de plus charmant à voir qu'un petit enfant de cinq à six mois, qu'un bébé pourvu d'une bonne organisation et riche d'une excellente santé? La peau est blanche comme le lait, douce comme le satin, fraîche comme la rose nouvellement éclose, et dans cette intelligence qui s'éveille, dans ces regards pleins de vivacité, dans ces mouvements d'une naïve gaucherie, on remarque une sensibilité excessive, une irritabilité suprême, une susceptibilité qu'il faut respecter. Qu'il survienne une indigestion, une simple sensation de fatigue, et cette petite figure s'enlaidit de mille grimaces. Cet enfant, dont tout à l'heure nous admirions le teint frais et les joues rebondies, crie et se débat ; il souffre, il se désole ; qu'éprouve-t-il donc ? Une vraie douleur, une attaque dangereuse et pénible ; il fait sa première dent.

Ainsi l'enfant dont les dents percent, ne souffre pas seulement des gencives ; ses joues, sa gorge, puis sa tête entière se trouvent dans un grand état d'irritation ; une fièvre générale se déclare, des congestions sanguines viennent presser sur le centre nerveux, sur le cerveau, et de là, des convulsions, des fièvres cérébrales, le *trismus* (1), c'est-à-dire la contraction

---

(1) Serrement des mâchoires par la contraction spasmodique des muscles élévateurs de l'inférieure, en sorte que la bouche demeure forcément fermée.

spasmodique de la bouche et du détroit du gosier, le *coma* (1), c'est-à-dire l'appesantissement général de tout le corps, sorte de suspension vitale et d'avant-coureur d'une catastrophe qu'il est urgent de prévenir.

Il s'agit de saper le mal dans sa racine, à son point de départ, d'attaquer le feu à son foyer et de combattre l'inflammation des gencives par des applications adoucissantes, qui aident la nature, et abrègent le travail de l'évolution dentaire.

On peut appliquer sur les gencives, avec le doigt, quelque gouttes de sirop Delabarre ainsi composé :

Safran . . . . . .   3 grammes

---

(1) Ordinairement le symptôme d'une congestion sanguine ou d'un épanchement dans l'intérieur du crâne.

Tannin .   .   .   .   .   3o grammes
Miel   200   —
Eau   100   —
M. F. s. a.

ou le collutoire suivant :

Borate de soude.   5o centigrammes
Laudanum   .   .   3 gouttes
Miel blanc   .   .   15 grammes.

A ces deux formules, je préfère le collutoire suivant qui agit plus rapidement :

Chlorhydrate de cocaïne   0,20 centig.
Teinture d'opium.   .   .   X gouttes
Teinture de safran   .   .   XX gouttes
Sirop d'opium .   .   .   .   10 grammes
Miel rosat   .   .   .   .   .   10 grammes

On passe ce collutoire sur les gencives

des enfants avec l'aide d'un petit pinceau de charpie.

On ne peut mettre des cataplasmes ou des pommades dans la bouche ni sur les gencives des petits enfants, et c'est pour y suppléer que l'on a imaginé des hochets hygiéniques. En effet, par un instinct providentiel, le petit enfant saisit et mâchonne tout ce qu'il sent entre les gencives ; et, dès qu'il a la force de faire quelques mouvements, dès qu'il peut soutenir sa tête et faire mouvoir ses petits bras, dès qu'on lui met quelque chose à la main, il le porte invariablement à sa bouche, surtout le hochet qui est toujours un corps dur, soit en bois, en nacre ou en ivoire.

Un grand nombre de bébés portent au cou un ruban auquel est suspendu un anneau rond et poli et tout mâchonné : l'ivoire, à mon avis et à celui de plusieurs de mes confrères, est par trop résistant, mais au moins la salive ne le salit pas, ne l'attaque qu'à la longue, et la forme ronde de l'anneau permet que l'enfant se frappe le nez, les yeux, sans en éprouver aucun accident : je conseillerai aussi les racines de guimauve ou de violettes.

Les petits enfants, au moment de la lactation, quand ils n'ont aucune dent sur les gencives, portent habituellement la langue en avant : il est important quand vient l'époque de la dentition, de leur faire perdre cette funeste habitude.

En pressant en effet avec la langue sur les dents qui apparaissent et qui poussent, d'une part ils mettent obstacle au développement de ces petits organes, de l'autre, ils font pousser toutes leurs dents en avant, ou tout au moins de travers.

Ainsi c'est une déplorable habitude, que celle de ces mères imprudentes qui portent leurs enfants à mettre leur pouce dans la bouche, sous prétexte de leur faire cesser leurs cris et de les endormir plus tôt.

Les petits enfants s'habituent à teter sans cesse, meuvent toute la journée leurs lèvres portées en avant par une lan-gue routinière ; cette malheureuse langue, qui se porte continuellement au milieu des gencives, pousse presque toujours en avant les dents qui naissent et se déve-loppent alors un peu plus tard, il faut avoir recours au dentiste, souvent il faut soumettre l'enfant à l'extraction de cer-taines dents mal placées, mais parfaite-ment saines ; il le faut, autrement les dents secondaires, suivant le mauvais chemin des dents temporaires, les imitant dans leur déplorable attitude, rendraient la bouche difforme et la mastication diffi-cile ; il y a donc ici plus qu'une affaire de coquetterie, il s'agit d'une question

de santé. Pourquoi d'ailleurs n'empêche-
rait-on pas les simples difformités, quand
on peut le faire aisément ?

V

PRÉCEPTES HYGIÉNIQUES

En les abordant, qu'il me soit permis de répondre à une objection trop commune.

Moi ! me soigner la bouche ! disent un grand nombre d'ouvriers, d'artisans ou de bourgeois.

Est-ce que par hasard vous me prenez pour un richard ? Je lave ma bouche en buvant ; je mange salé, épicé, bouillant, enfin comme ça me fait plaisir !

Vous ne soignez pas votre bouche, et voilà pourquoi souvent vous avez une respiration fade ou nauséabonde, une haleine mauvaise, un abord vraiment pénible pour ceux que vous approchez; vous ne soignez pas votre bouche, et peu à peu vos gencives s'altèrent, se boursouflent, s'enflamment, suppurent et entraînent la perte de vos dents; votre bouche est torturée par les épices, par le tabac ou les alcools; la muqueuse qui tapisse toute la cavité buccale s'irrite, se corrode et finit souvent par s'ulcérer!... Il n'est pas besoin d'être riche pour éviter tous ces maux là.

Si les soins que je réclame nécessitaient beaucoup de temps, coûtaient beaucoup d'argent, je comprendrais ces objections banales, mais tout cela peut se faire promptement et à peu de frais; c'est pourquoi je supplie les gens sensés de ne pas s'y refuser.

Car c'est ainsi que se forment les inflammations des muqueuses, de là les gingivites et les périostites, parfois si difficiles à guérir,

D'autres fois ce sont les aphtes qui se forment sur la langue, les joues, contre lesquels je recommande des soins immédiats :

Liqueur contre les aphtes (1).

Borax pulvérisé . . .	10 grammes,
Teinture de myrrhe . .	3o —
Eau de rose distillée . .	3o —
Miel rosat	6o —

On imbibe un pinceau de charpie de cette liqueur et on en touche les aphtes plusieurs fois dans la journée.

Gargarisme astringent (2).

Écorce de chêne . . .	3o grammes.
Eau	5oo —
Sulfate acide, d'albumine	5 —
Miel rosat	3o —

(1) Formule du Dr Swedians.
(2) Formule de Parmentier,

On emploie particulièrement ce gargarisme lorsqu'on a les gencives fongueuses et engorgées.

Il faut avoir le soin, avant de s'en servir, de faire saigner les gencives avec une brosse à dents, ou tout au moins avec un cure-dents en plume.

VI

SOINS SPÉCIAUX

Les soins spéciaux consistent dans l'u-
sage des poudres et des élixirs dentifrices et dans l'abstention scrupuleuse de
tous les ingrédients qui, mêlés à la salive,
peuvent former un composé chimique
capable d'attaquer les dents. Les dentifrices.... combien n'en a-t-on pas prônés !
Que de variétés on en a vendues !

On voit généralement des charlatans
vendre comme très précieux de la poudre ou de l'élixir plus ou moins arôma-
tisés : comme le sable de grès, comme
l'eau seconde, le tripoli. Je dois crier
anathème ; c'est un vol, une tromperie

infâme, une fraude passible des tribunaux et de la prison !

Comment ! pour trois ou quatre sous, vous poussez de pauvres gens à se brûler et à s'abîmer toutes les gencives ; les charlatans ont beau mettre leur poudre dans des boîtes à filets d'or, ils ont beau la vendre au son de quelque grotesque musique, ils n'en exposent pas moins les acheteurs à perdre toutes leurs dents !

Les dentifrices sont nécessaires pour empêcher les évolutions et l'agglomération du tartre qui menace d'exercer ses ravages. Les plus hygiéniques ont pour base la poudre fortifiante de charbon de Belloc, la magnésie calcinée et le quinquina ; ce dernier est un tonique qui, mêlé dans les proportions voulues à la poudre de charbon porphyrisé, constitue un des meilleurs moyens de se tenir toujours les dents en parfait état.

Voici quelques formules de poudres et d'élixirs dentifrices.

(1) Teinture de quinquina.
    Teinture de cochléaria. } parties égales
    Acool . . . . . . 250 gram.
    Teinture de cochenille .   5   —
    Essence de menthe an-
       glaise   5   —
    Essence d'anis . . .   5   —
    Essence de girofle . .   3   —
    Essence de cannelle . .   2   —
    Essence de néroli . .   4   —
    Teinture de benjoin .   10   —

(2) Corail préparé en pou-
       dre . . . . . . 30 gram.
    Laque carminée . . . 0,50 centig.
    Sulfate de quinine . . 0,20   —
    Essence de menthe . .   5 gram.

---

(1) Formule de Th Auger.
(2) Formule de Pelletier.

(1) Quinquina en poudre .   3o gram.

   Tannin en poudre . .   15   —

   Charbon de Belloc . .   20   —

   Magnésie calcinée . .   10   —

   Iris de Florence . . .   5   —

   Crème de tartre . . .   5   —

   Phosphate de chaux .   15   —

(1) Formule de Van Hoeck.

VII

PROPRETÉ, LAVAGE

La petite peau rosée qui borde les lèvres est d'une susceptibilité excessive, le contact d'un verre ou d'un vase malpropre peut y faire venir de fort désagréables boutons, et, quand parfois on la touche imprudemment, avec des doigts imprégnés de substances toxiques, elle a des facultés si absorbantes qu'elle pompe et introduit dans la circulation des matières nuisibles, des causes d'irritation et de désordre.

Il faut laver, essuyer et entretenir sans cesse la propreté des lèvres ; mais cela ne suffit pas, il faut encore, au moins une fois par jour, se gargariser, c'est-à-dire se laver l'intérieur de la bouche, avec de l'eau fraîche, car la langue, les joues et la salivation ont beau faire pour accomplir l'importante manœuvre de la mastication et de la déglutition, il reste toujours dans les replis de la muqueuse, dans les replis nombreux de la bouche ou entre les dents, quelque parcelle des aliments mastiqués ; ces résidus, imprégnés de salive, fermentent, se décomposent, se putréfient et rendent la respiration nauséabonde et malsaine ; de plus ils sont capables de produire des aphtes et des ulcérations.

Bien que les dents ne soient point des organes extérieurs, elles se trouvent si souvent en contact avec une foule de corps étrangers qu'elles ont besoin d'être souvent lavées, brossées et nettoyées.

Le lavage des dents s'exécute d'ordinaire à l'aide d'un gargarisme fait avec de l'eau froide ou chaude, simple ou composée ; les lavages d'eau froide sont pénibles en hiver, car il semble que les dents mises en contact avec un liquide glacé, se crispent et se ressèrent, absolument comme le ferait un doigt plongé dans l'eau froide.

Accoutumées à une température assez élevée, les dents sont excessivement sensibles à l'impression du froid ; leur milieu habituel étant de 25 à 30 degrés, évidemment si on les met en contact avec un liquide de 2 ou 3 degrés, à plus forte raison si on les soumet à une température au-dessous de zéro, on les offusquera d'une façon qui ne peut que leur être pernicieuse.

Même observation pour le contact des liquides trop chauds et des lavages bouillants ; à travers l'émail et l'ivoire, le corps pulpeux perçoit la sensation de chaleur, il s'en émeut et se révolutionne ; de plus, un liquide trop chaud peut attaquer la substance même de la dent ; ce que je conseille pour les lavages hygiéniques, que je recommande, c'est d'employer de l'eau tempérée, et que cette eau soit portée à l'aide d'une brosse solide.

On fait des brosses de toutes sortes et de toutes les dimensions ; on en fait en éponge, en crin, en soie, en blaireau ; les meilleures, à mon avis, sont celles en crin, ou en soie, de moyenne résistance ; trop rudes en effet, elle corroderaient les gencives dans leurs alvéoles. Combien de gens ont perdu leurs dents de bonne heure pour avoir employé des brosses trop brutales ! et cependant il faut que la brosse remplisse son office, il faut qu'elle puisse pénétrer dans les interstices : ce qui veut dire que l'on doit préférer la brosse moyenne, ou pour mieux dire assez résis-

tante à la brosse trop bénigne, confec-
tionnée avec un morceau d'éponge.

Après la brosse, le cure-dents ; on en
fait de toutes sortes : en or, en argent, en
ivoire ; on en trouve quelques-uns en acier,
les plus usités sont ceux confectionnés
avec des tuyaux de plumes. Je crois devoir
donner sur les cure-dents en acier quelques renseignements.

Je ne saurais assez réprouver la cou-
tume trop répandue dans la classe ou-
vrière de nettoyer ses dents avec la pointe
d'un couteau. Cette habitude a quelque
chose d'étrange, qui répugne aux gens
bien élevés ; mais, au point de vue de
l'hygiène dentaire, elle est vraiment pernicieuse : d'une part la pointe du couteau
est ordinairement inflexible ; de l'autre,
cette pointe est en acier ou en fer. Or,
il est une chose certaine, fer ou acier
s'oxydent bien vite aussitôt qu'ils sont en

contact avec un acide quel qu'il soit ; notre salive étant plus ou moins acide, les analyses chimiques sont là pour l'attester, l'oxyde de fer, dissous dans la salive, a sur l'émail des dents une action incontestable ; non seulement la pointe inflexible du couteau peut briser l'émail dentaire et mettre à nu une portion d'ivoire qui se carie bien vite, mais cette pointe chargeant d'oxyde de fer la salive qui baigne le système dentaire, noircit, dénature et abîme les dents.

VIII

PIERRE SALIVAIRE

La pierre salivaire, ordinairement appelée *tartre*, provient d'un dépôt anormal et accidentel des sels de la salive altérée sur les dents (1). Les dents molaires en sont principalement affectées. Cette substance est d'abord molle, de couleur pâle, qui devient jaunâtre en vieillissant et acquiert rapidement la dureté de la pierre ; c'est alors qu'il faut employer les instruments pour gratter ce

---

(1) Littré et Robin, *Dictionnaire de médecine*, article *tartre*; vers la fin.

tartre, et s'ils ne sont pas conduits par des mains habiles, l'émail des dents peut être enlevé.

Mais si cette matière dure est laissée sur les dents, elle augmente insensiblement, devient d'un aspect repoussant, communique à la bouche une odeur infecte et rend les gencives si tendres qu'il est impossible de les brosser sans éprouver de vives douleurs. Arrivé à cet état, on peut sûrement dire que le tartre a introduit la maladie dans les dents ; l'inflammation commence alors à se faire sentir et quequefois le pus suppure de la cloison alvéolaire ; le mal s'étant ainsi aggravé, il devient rigoureusement nécessaire, pour préserver les bonnes dents d'un contact pernicieux, de recourir à l'extraction de celles qui sont malades.

Combien de gens peu soucieux de l'hygiène se disent : « Ce n'est, après tout, qu'une dent qui se gâte ; si elle se gâte, si elle se carie davantage je la ferai plomber ou arracher.

« Attendons, patientons, ce sont toujours de pénibles visites que celles faites aux dentistes. »

Que vous perdiez une dent, que vous soyez obligé plus tard d'en subir l'extraction, là n'est pas le véritable mal : mais, remarquez-le bien, en général, quand vous avez une dent mauvaise, vous n'osez plus mâcher, ni manger du côté où cette dent se trouve.

Or, bien que vous ne mangiez plus de ce côté là, les aliments s'y portent et s'y accumulent ; ils encombrent toutes les surfaces de la rainure dentaire, momentanément attaquée dans une seule de ses parties ; puis, en dehors du travail de la mastication, les aliments imprégnés des sucs salivaires se collent aux dents, res-

tent en couches plus ou moins épaisses
sur les gencives inactives, là ils se décomposent et ils donnent naissance à un
corps reconnu par tout le monde comme
le plus grand ennemi des dents, *le tartre.*

Une fois les premiers molécules du
tartre bien et dûment développés, cet
ennemi grandit, s'amoncèle; il corrode
les dents, repousse et envahit les gencives,
il arrive quelquefois à simuler des tu-
meurs osseuses du plus épouvantable
aspect. Dans de pareilles circontances, il
faut avoir recours à l'homme de l'art,
c'est-à-dire à un homme expérimenté qui
attaquera, enlèvera et nettoiera tout ce
qu'il jugera nécessaire.

IX

SOINS DES DENTS PENDANT LES MALADIES EN GÉNÉRAL.

Il est de certaines affections dans lesquelles les dents se couvrent d'un corps gluant et limoneux qu'on appelle *Fuliginosité* (1), il en est d'autres où les dents s'ébranlent et menacent de se carier, il en est enfin où tout le système dentaire

---

(1) Enduit noirâtre qui couvre les lèvres, les dents, la langue, et qui est composé principalement de mucus plus ou moins altéré.

On l'observe aussi dans un grand nombre de maladies fébriles graves, et surtout dans la fièvre typhoïde.

devient le siège de continuelles souffrances.

L'on comprend bien que, dans toutes
les circonstances, les dents ont besoin de
soins particuliers : lavages et nettoyages
sont continuellement nécessaires.

J'appuie là-dessus, parce que même
chez les gens du monde, il existe un pré-
jugé déplorable : lorsqu'une personne est
malade, on craint de lui causer une fatigue, un véritable préjudice en lui faisant
rincer la bouche; c'est une erreur, une
aberration manifeste.

L'homme bien portant se trouve désa-
gréablement impressionné quand il a la
bouche sale ou l'haleine mauvaise; l'homme malade est encore plus susceptible.

Quelle commotion craignez-vous de
produire par un gargarisme fait avec de
l'eau tiède ou par une friction doucement
opérée à l'aide d'une brosse?

Quand les gencives saignent et s'enflamment, il est bon, au milieu d'une longue maladie, de recourir aux lotions adoucissantes et légèrement astringentes.

C'est pourquoi je recommande souvent, en ce cas, des gargarismes d'eau d'orge et de riz. On fait pour cela soi-même bouillir, dans 1/4 de litre d'eau, une cuillerée à soupe d'orge perlé et une cuillerée à soupe de riz; on passe au travers d'un linge fin et on ajoute une cuillerée à soupe de miel rosat.

X

DENTS ARTIFICIELLES.

Les dents, devenant mauvaises ou insuffisantes, peuvent être *aidées* dans leurs fonctions par de petites préparations minérales qui remplacent les dents absentes et qui, par un ingénieux système, restent en place, puis se meuvent et broient les aliments comme les dents naturelles : ce sont les dents artificielles.

Les dents artificielles ont un but *raisonnable* et souvent hygiénique. Les dents naturelles venant à manquer en trop grand nombre, les aliments ne peuvent plus être divisés, mâchés, broyés, convenablement ; la mastication des aliments étant ainsi mal faite, ceux-ci se trouvent *incomplètement* imprégnés de salive, descendent difficilement dans l'estomac, et s'y digèrent plus laborieusement encore ; donc en laissant toute idée de coquetterie de côté, bien souvent il est sage d'avoir recours aux dents artificielles.

Quiconque porte une ou plusieurs dents artificielles, doit apporter plus que tout autre des soins minutieux à l'entretien et au nettoyage quotidiens de la bouche.

L'art de placer les dents artificielles de manière à ce qu'elles remplissent parfaitement les fonctions des dents naturelles, tout en préservant celles qui les entourent, n'a été jusqu'à ces derniers temps qu'imparfaitement compris.

La grande précision, cependant, qu'on a obtenue, n'est pas sans importance,

Une pièce dentaire ou un dentier complet placé adroitement et bien ajusté peut fonctionner avec facilité sans gêner la prononciation, et conserver en même temps à la physionomie son expression et sa grâce ordinaires, tandis que les pièces ou dentiers maladroitement posés, gênent non seulement la prononciation, mais encore empêchent le broiement des aliments et donnent à l'ensemble de la physionomie un aspect disgracieux.

Dans la construction des pièces artificielles, l'utilité et l'aisance doivent être prises en sérieuse considération par le dentiste, qui doit surtout s'efforcer d'imiter la nature, dans la forme, la proportion et la couleur des dents.

Les dents ordinairement employées par les praticiens sont naturelles ou minérales ; bien des personnes préfèrent celles-ci, et la plupart des dentistes n'en emploient plus d'autres.

C'est pour cela qu'après des études sérieuses, on a trouvé dans la composition du *Kaolin* (1), recouvert d'émail très fin, une matière propre à remplacer la dent naturelle par son imitation et sa dureté.

Jadis, les dents, une fois extraites, étaient souvent demandées par le dentiste, elles lui servaient de modèle pour leur remplacement.

De nos jours, d'après les nouveaux procédés, on n'a plus recours à cette vieille habitude, et les dents artificielles sont posées avec tant d'art qu'on se méprend souvent sur leur véritable nature.

---

(1) Sorte d'argile très pure, qui entre comme partie essentielle dans la fabrication de la porcelaine.

Toutes les fois qu'une perte partielle des dents molaires a lieu, si elles ne sont pas remplacées de suite, les incisives ne tardent pas à éprouver des douleurs en se séparant, puis elles vacillent, prennent des positions irrégulières, soit en dedans, soit en dehors, qui entraînent leur chute, et généralement un changement notable de la physionomie.

Au contraire en remplissant aussitôt le vide des dents extraites, les autres conservent leur position, et l'on ajourne ainsi leur future perte. Cette opération, faite avec habileté, ne paralyse en rien l'articulation et rend possible la mastication des aliments.

Pour conserver aux dents et à la bouche leurs formes primitives, il y a trois choses à observer : la première, de remplacer aussitôt les dents perdues par des dents artificielles ; la deuxième, de régulariser les dents inégales, afin qu'elles aident et protègent les dents artificielles ; la troisième, de remédier au dépérissement des gencives, produit soit par l'emploi de médicaments mercuriels, soit par le scorbut ou d'autres maladies buccales ou par les fuliginosités, afin de conserver à la face son caractère, car le visage se déforme si une partie des gencives seulement supporte la pression des dents.

Au moyen des procédés récents, on pose les pièces artificielles avec une habileté et un art qui suppriment tout crochet et toute ligature aux dents existantes ; quoique parfaitement assujetties dans la bouche, elles peuvent être déplacées à volonté, sans nuire à leur solidité. Ces améliorations permettent d'appliquer une pièce dentaire ou un dentier complet sans le secours des fils d'or et attaches, qui ébranlaient les dents saines.

XI

EFFET QU'ELLES PRODUISENT SUR LA VOIX

Je ne crois pas nécessaire d'entrer dans des considérations physiologiques hors de la portée d'un grand nombre de lecteurs ; néanmoins, je serai heureux de montrer les avantages obtenus par mes expériences et les principes qui m'ont guidé dans ma pratique.

Nous savons tous que les organes dentaires sont le mobile de la prononciation ; que le premier bégaiement des enfants n'est que l'effet des organes imparfaitement développés et dont les dents, les alvéoles, les gencives forment une partie importante.

Le larynx est le principal organe du son, mais les autres organes lui sont nécessairement unis dans cette fonction : les poumons, le diaphragme, les muscles abdominaux, les glottes, le palais, les gencives, les dents, les lèvres et la langue produisent de concert la voix, qui devient imparfaite lorsque l'une ou l'autre de ces parties se trouvent atteintes.

Un dentiste expérimenté peut juger par le son de la voix si une personne possède toutes ses dents, si elles sont gâtées ou irrégulières, et si les autres parties citées plus haut sont dans une bonne condition.

Pour citer quelques exemples : la perte des dents molaires diminue le son de la voix ; le manque d'incisives rend la prononciation embarrassée. Le plus souvent, la difficulté de l'articulation vient non seulement de la perte des dents, mais encore de la dépression des gencives ; alors la langue, lors de l'émission d'un son, ne peut plus remplir ce vide, laisse pénétrer l'air dans l'intérieur de la bouche, et rend la prononciation imparfaite, car il est évident que les dents n'existant plus et les gencives devenant inégales, la langue ne fonctionne plus convenablement. Aussi, est-il indispensable, pour remédier à tous ces désagréments, d'avoir recours aux dents artificielles.

XII

PROTHÈSE DENTAIRE

La longue pratique que j'ai des travaux dentaires me permet de donner ici quelques renseignements sur la fabrication et la pose des pièces dentaires.

Pour obtenir le modèle exact de la bouche, il suffit de chauffer de la cire ou de la gutta-percha dont on remplit d'un porte-empreinte, espèce de cuiller que l'on introduit dans la bouche, et à l'aide duquel on en obtient toutes les sinuosités.

On appelle dentier simple une série de dents artificielles montées sur une même pièce et disposées de manière à représenter exactement une des arcades dentaires.

Le dentier double est l'assemblage des deux arcades dentaires, l'une supérieure, l'autre inférieure, et unies le plus souvent aux deux extrémités par des ressorts dits à boudins, en fil d'or, destinés à s'appliquer aux arcades alvéolaires complètement dépourvues de dents.

Les pièces dites osanores ou ostéaunores (dents et cuvette), sont taillées dans la défense de l'hippopotame ; d'un seul morceau et façonnées à l'échoppe sur un moule exact des gencives, des dents et du palais, pris d'abord ainsi que je l'ai indiqué plus haut, et fait ensuite en plâtre mêlé de sel marin.

Le grand inconvénient de l'ivoire est qu'il jaunit dans la bouche dans l'espace de quelques mois et qu'il prend une mauvaise odeur.

Aussi est-il préférable d'employer des

montures d'or, de platine ou de caout-
chouc vulcanisé.

Le moule de plâtre sert à en faire un
en zinc ou d'un alliage résistant, coulé
sur le plâtre.

Sur ce modèle en métal, on ESTAMPE au
marteau, ou plutôt à l'aide d'une PRESSE
HYDRAULIQUE, les feuilles d'or ou de platine nécessaires à la confection d'une
pièce dentaire. Sur ce feuillet métallique,
de force suffisante, on fixe les dents soit
minérales, soit naturelles, avec ou sans
gencives. Les dentiers, ainsi constitués,
permettent la mastication facile des aliments les plus durs, et le parler est aussi
distinct que lors de l'existence des dents
proprement dites.

Ils empêchent aussi la salive de s'écou-
ler et les lèvres de se renverser en dedans.

Pour ces divers rapports, on ne saurait
trop recommander le remplacement des

dents au fur et à mesure qu'elles tombent.

Beaucoup de gastralgies (maux d'estomacs) sont dues au manque de mastication, et les docteurs-médecins prescrivent d'abord la pose de dents artificielles pour activer la guérison.

Les pièces dentaires, et surtout les dentiers, doivent être enlevés, à l'aide d'une légère traction, au moins une fois par jour pour être nettoyés à l'aide d'une brosse à dents et d'élixir dentifrice dans un peu d'eau.

Les personnes dont les gencives délicates s'excorient par leur usage, doivent frotter celles-ci ou saupoudrer la cuvette de l'appareil dentaire avec un peu de chlorate de potasse en poudre.

Outre ces explications, si claires dans leur brièveté, je crois bien faire en revenant sur l'emploi des dents osanores pour conseiller de ne pas en faire usage à cause de tous les inconvénients qu'ils procurent.

Les Américains sont arrivés au plus haut degré de perfection dans la fabrication des dents minérales en porcelaine vitrifiée, et ce sont celles-là qui font les plus jolis dentiers, tant elles imitent bien les dents naturelles.

J'appelle aussi l'attention sur les dents montées sur cuvette en aluminium, métal malléable, ductile, léger, solide et moins coûteux que l'or, et sur la celluloïde, qui joint aux qualités ci-dessus celle d'être rose comme le palais et les gencives.

XIII

RÉSUMÉ

1. Se nettoyer tous les matins les dents avec de la poudre dentifrice composée de quinquina, de magnésie calcinée et de charbon, au moyen d'une brosse en crin ou en soie assez dure ; si l'on préfère les dentifrices mous ou liquides, avoir soin de n'employer que ceux qui ne contiennent point d'acides susceptibles de détériorer l'émail dentaire.

Consulter à ce sujet un dentiste consciencieux, ou son propre médecin.

2. Immédiatement après le repas, se rincer la bouche avec de l'eau fraîche,

que l'on peut arômatiser avec de l'essence de menthe ou un élixir dentifrice.

3. Ne se servir, pour le nettoyage des dents, que d'objets en os, en ivoire, en bois ou en plume; jamais de canifs, de poinçons en acier. Pour se débarrasser du tartre, si l'on a négligé les précautions ci-dessus, il faut, de préférence, avoir recours à un dentiste qui, muni des instruments nécessaires, l'enlèvera facilement et sans que cela puisse détériorer les dents.

4. Aussitôt qu'un point noir apparaît sur une dent, la faire visiter, cautériser et obturer au besoin.

5. Eviter avec soin de broyer avec les dents des corps durs, tels que noisettes, amandes à écorce épaisse, les noyaux de fruits, etc., etc., de couper du fil, de la soie, ou d'arracher des bouchons.

6. Dès qu'une dent manque, la faire

remplacer au plus tôt, si l'on veut éviter la déformation des lèvres et du visage, et le renversement des autres dents.

7. Se préserver, autant que possible, du froid humide et des courants d'air. Pour peu que l'on soit sujet aux maux de dents, se garantir la bouche avec un mouchoir de fil, de batiste ou de soie par les temps brumeux. Éviter les brusques transitions de température.

8. Si l'on porte des pièces artificielles, avoir soin de les nettoyer tous les matins ; il serait même bon de le faire après chaque repas, pour les débarrasser des détritus d'aliments qui pourraient les empêcher de fonctionner convenablement.

9. Les fumeurs doivent avoir soin de se rincer souvent la bouche avec de l'eau additionnée d'essence de menthe, ou d'une mixture à base de borate de soude.

10. Les personnes qui ont l'haleine

forte auront recours à l'acide phénique ou au chlorate de potasse pour se rincer la bouche ou se gargariser.

11. Dans le cas où, par suite de maladies, les dents deviennent vacillantes, il convient d'employer des antiseptiques qu'indiqueront les chirurgiens-dentistes.

12. Pour les fluxions et abcès, les émollients réussissent souvent, mais il faut quelquefois recourir au bistouri, principalement lorsque les gencives se trouvent fortement engorgées.

J. Van Hoeck,

Chirurgien-dentiste,
Diplômé de l'école dentaire de France.

Librairie de C. DILLET, Éditeur

15, rue de Sèvres, PARIS.

PIÈCES ET RECUEILS

Pour Pensionnats, Patronages, Cercles, etc.

Si 'étais Princesse. par *A. Camus.*   1 fr.

Hiéroclès, par *Paul Croiset.*   1 fr.

Le Fils du Croisé (drame), par le même.   1 fr.

Le Livre d'Heures, par le R. P. *Bailly, S. J.* 1 fr.

Le Trait d'Union, par le même.   1 fr.

Arthur de Bretagne, par *L. Tiercelin,* bel in-18.
       1 fr. 50

Monsieur Progrès, par *Maurice Le Prévost,* in-18.
       1 fr. 50

Ce volume renferme 5 pièces :

> *M. Progrès.*
> *Le Fantôme.*
> *Un Quart d'heure de Révolution.*
> *L'Enfant Prodigue.*
> *Chacun son métier.*

Le Martyre de Saint Tharcisius, par le même, in-18.   1 fr. 50

Ce volume comprend 4 pièces :

> *Le Martyre de Saint Tharcisius.*
> *La Saint-Maurice.*
> *Fallait pas qu'il y aille.*
> *La Fête des Rois.*

La Comédie au Salon, par Mlle *Julie Gouraud,* in-18.   1 fr.

Tante Marianne, par *Mme de Stoltz.*   0 fr. 60

REMISES SUR LES NOMBRES

Collection par Séries

GRANDS FORMATS. — 1re SÉRIE

La grande Vie de Jésus-Christ, par Ludolphe le Chartreux, 7 vol.	35
Histoire populaire des Papes, par J. Chantrel, 5 vol.	30
Jeanne d'Arc, par A. Guillemin, 16 grav., relié	20
La Terre sainte, par l'abbé Laurent de Saint-Aignan, 2 vol.	8
Forme et Matière, par le Dr Frédault.	5
Devoirs des catholiques envers l'Eglise, par le R. P. Félix.	4
De l'Education publique, morale et religieuse, par l'abbé Lalanne.	4
Lettres de Louis XVI, par B. Chauvelot.	4

2e SÉRIE — BEAUX IN-18 A 3 FR. CHACUN.

ETIENNE MARCEL. — Yvette la repentie.

BARON DU CASSE. — Monsieur Patau.

EDOUARD GRIMBLOT. — Le congé du capitaine. (Algérie et Tunisie).

H. DE LA BLANCHÈRE. — Le père Branchu, histoires de la Forêt.

LE MÊME. — Les soirées de Quimper.

LE MÊME. — Les idées de M. Bras-d'Acier.

L'ABBÉ HENRI CALHIAT. — Rome nouvelle.

CAMILLE CELLIER. — Deux ans aux dragons, souvenirs d'un volontaire, 2e édit.

ETIENNE MARCEL. — Le Point d'Honneur.

MARQUIS DE ROYS. — Nouvelles du Dimanche.

NORBERT STOCK. — Saint Laurent de Brindes.

JEAN LANDER. — La Fortune et la Richesse. — Rose de Bretagne.

EUGÈNE LOUDUN. — Les nouveaux Jacobins.

MGR MAUPOINT. — Histoire de Mgr Dalmout. — Histoire de Mgr Monnet.

BARON DU FAOUET. — La Cour de Versailles.

E. HELLO. — Saint Antoine le Grand.

F. NETTEMENT. — Histoire populaire de Louis XVII. — Histoires et Légendes irlandaises. — Le Cheval blanc.

B. BOUNIOL. — La Caverne de Vaugirard.

Mᵐᵉ DE BRAY. — Mémoires d'un bébé.

CLAIRE DE CHANDENEUX. — La tache originelle.

A. LABUTTE. — La première tache de sang.

L. BAILLEUL. — Laure Aubry.

CH. DE BOISHAMON. — Chroniques bretonnes.

RAVAILHE (l'abbé). — Don Juan.

J. BOUSQUET. — Blanda.

ETIENNE MARCEL. — Le Nid d'hirondelles. — L'Héritière. — Petite Sœur. — Chemin du Bonheur.

DE CADOUDAL. — Les Serviteurs des Hommes.

H. VIOLEAU. — Histoires de chez nous. — Loisirs poétiques.

Mᵐᵉ DE STOLZ. — L'Académie chez bonne maman. — La Mare aux Chasseurs.

COMTESSE DROHOJOWSKA. — Chrétiennes de la cour.

DE LA RALLAYE. — Le Rhône et la Méditerrannée.

LÉONTINE ROUSSEAU. — Le Pirate de la Baltique, ou Lars Vonved.

CAPITAINE GRANT. — A travers l'Afrique · Traduction de Mᵐᵉ Rousseau.

A. DES ESSARTS. — La Champ des Roses, récits de village. — Les Deux Veuves. — La Force des faibles.

ALFRED DE THÉMAR. — Claire de Fouronne, récit bourguignon.

L'ABBÉ POSTEL. — Après-midi du Bois-Thibault.

GARRIEL D'ETHAMPES. — La Roue qui tourne. — La Robe de la Vierge.

Soirées amusantes. — Bons mots, calembourgs, 11e édit.

FÉLIX DE SERVAN. — Le Sire de Coucy, — L'Epée de Charles-Quint.

3e SÉRIE A 1 FR. 50.

RAOUL DE NAVERY — Le Choix d'une femme, 2o édit. — Le Choix d'un mari, 2e édit.

E. DELAUNAY. — Marie de Sancenay.

X. Souvenirs d'un sous-officier.

J. PIOGER. — La Terreur.

MARY. — Immolation. — Deux voies.

Mᵐᵉ EXPILLY. — La Vierge de Pola.

CHEVREAU. — Vocation d'artiste.

. CHE VÉ. — Visions de l'avenir.

L'ABBÉ ROULLIN. — Le Mois de Marie de l'Ange.

J. LOYSEAU. — Mémoires de Propre-à-Rien, 2 vol.

MAURICE LE PRÉVOST. — Ateliers et Magasins. — Chroniques du Patronage. — Le Martyre de saint Tharcisius. — Monsieur Progrès.

L'ABBÉ LEROY. — Le Livre des Enfants de chœur.

4º SÉRIE, A 2 FR. CHACUN. — 100 VOL.

Mlle FLEURIOT — 9 vol. : Eve, 7e édition. — Sans Beauté, 12e édit. — Cœur de mère, 6e édit. — Yvonne de Coatmorvan, 6e édition. — La Clef d'or, 6e édit. — L'Oncle Trésor, 6e édit. — La Glorieuse, 5e édit. — Le Chemin et le But, 5º édit.

V. BERTRAND. — Garo et son curé. — Petits Sermons où l'on ne dort pas : Fondements de la Foi, t. I ; Avent et Carême, t. II ; Nourriture du vrai chrétien, t. III ; Questions à l'ordre du jour. t. IV ; 2e édit. — Catéchisme des petits et des grands, 6 vol.

RAOUL DE NAVERY. — 14 vol. : Viatrice. — L'Ange du bagne. — L'abbé Marcel. — Avocats et Paysans. — Voyage dans une église. — Jeanne-Marie. — La main qui se cache. — Nouvelles de charité. — Aglaé. — Récits consolants. — Le Chemin du Paradis. — Légendes d'Allemagne. — Monique.

COMTESSE DE LA ROCHÈRE. — Une Héroïne de soixante ans. — Récits de la Marquise. — Mélanie Gerbier. — Madame Bochard.

JEAN DE SEPTCHÊNES. — Légendes des sociétés secrètes, ou Jacquemin le Franc-Maçon.

A. MARC. — Lucien de Seillan.

DOROTHÉE DE BODEN. — Les Scènes de la vie sociale. — Le Filet et l'hameçon.

YSABEAU. — La Ferme et le Presbytère, 2e édit.

J. Loyseau. — Chant du Cygne gallican. — Lettres sur la vie d'un nommé Jésus, 14e édit. — Le Bâton perdu. — Les Lys et les Roses. — Flora.

Mlle Ulliac Trémadeure. — 6 beaux volumes. — La Pierre de touche, 2e édit. — Secrets du foyer domestique, 6e édit. — Contes de ma mère l'Oie, 2e édit. — Scènes du monde réel, 2e édit. — Souvenirs d'une vieille femme. 2 vol. : Les Couronnes, 2e édit. — La Terre Natale, 2e édit.

Edouard Grimblot. — La comtesse de Semainville.

Michel Auvray. — La Promesse de Marcelle. — Marthe et Marie.

Ph. Duchesneau. — Rome, Naples et Florence, souvenirs de voyage.

Mathieu Witche. — Mille Trente. — Mlle de Petit-Vallon

HISTOIRES ET LÉGENDES IRLANDAISES

PAR FR. NETTEMENT. — In-18. 2e édition.

2 francs.

ROSE DE BRETAGNE

PAR JEAN LANDER. — Joli vol. in-18. 2 fr.

Beaugency. — Imp. Laffray.

www.ingramcontent.com/pod-product-compliance
Ingram Content Group UK Ltd.
Pitfield, Milton Keynes, MK11 3LW, UK
UKHW022120070726
13613UKWH00003B/1190